Si en realidad quisiera

PERDER
PESO
yo...

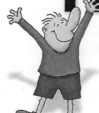

EDITORIAL
UNILIT

Publicado por
Editorial Unilit
Miami, Fl. 33172
Derechos reservados

Primera edición 2002
© 2000 por Honor Books
Originalmente publicado en inglés con el título: *If I Really
Wanted to Lose Weight I Would...* por Honor Books Publishing,
P. O. Box 55388, Tulsa, Oklahoma, 74155, USA.
Manuscrito preparado por W. B. Freeman Concepts, Inc.,
Tulsa, Oklahoma.

Disponible en otros idiomas en Access Sales International (ASI)
P. O. Box 700143, Tulsa, Oklahoma, 74170-0143, USA,
Fax #918-496-2822

Traducido al español por: Gabriel Prada

Citas bíblicas tomadas de la Santa Biblia, revisión 1960, © Socie-
dades Bíblicas Unidas, y "La Biblia de las Américas", © 1986
The Lockman Foundation.
Usadas con permiso.

Producto 495174
ISBN 0-7899-0917-0
Impreso en Colombia
Printed in Colombia

Introducción

Has dejado atrás las deficientes dietas de toronja, del huevo hervido, y de alimentos líquidos, para lanzarte a participar en el plan que mide todo lo que colocas sobre el plato. Y sin embargo, a pesar de tus mejores esfuerzos, vuelves a estar hambriento, irritado, obsesionado con los alimentos, y preguntándote: ¿Servirá para algo todo este esfuerzo?

Son demasiadas las personas que están buscando la debida solución, pero sólo han hallado frustración y mejoras que al poco tiempo se esfuman. Parece ser que las únicas opciones disponibles son el volver a intentar otra dieta más, la cual podría resultar ser drásticamente peor, o lograr que te rindas del todo. Y de hecho, deberías rendirte por completo. Deberías rendirte a intentar cualquier dieta provisional y enfermiza que te promete alcanzar el éxito a corto plazo, pero que en nada te prepara para el largo camino que tienes por delante (a saber, el resto de tu vida).

Una manera más equilibrada de enfrentar el problema es por medio de pequeños pasos fáciles de manejar, que te llevan a un cambio de pensamiento, enfoque y hábitos. Se adopta un nuevo estilo de vida, y en algunos aspectos sin que te des cuenta, haciendo posible la pérdida de peso y mucho más. Recuerda, el aspecto más importante de cualquier plan es la habilidad de poder evitar que con el paso del tiempo el peso regrese.

En este libro, hemos incluido ciertas indicaciones, consejos, y un toquecito de inspiración para ayudarte a implementar esos cambios de estilo de vida que son tan importantes. Echa a un lado las dietas y olvídate de ellas. Dirígete con valentía hacia la implementación de un plan que se convertirá en un éxito por el resto de tu vida.

Perder peso,

yo...

Solicitaría
la ayuda de Dios

*Todo lo puedo en Cristo
que me fortalece.*

Filipenses 4:13

Aun aquellas personas que se sienten cómodas trayendo sus necesidades ante Dios, a menudo parecen sentir cierta renuencia en cuanto a solicitar Su ayuda, cuando de dietas y asuntos alimenticios se trata. Y es una verdadera maldad, porque cualquiera que ha batallado con tales asuntos conoce cuán difícil pueden ser. "Sencillamente no tengo la fuerza de voluntad necesaria", es un lamento común entre los que participan de las dietas.

Hay ocasiones cuando todos nos hemos sentido débiles, si no a causa de la comida, entonces por cualquier número de fuertes tentaciones. La Biblia nos dice que Dios no permitirá que seamos tentados más allá de lo que podemos soportar, y que Él siempre provee una salida. No sólo puede Dios hacerlo, sino que te ayudará a ganar la batalla en contra de la pérdida de peso.

Si lo pedimos, la fuerza es nuestra.

5

Perder peso,

yo...

Procuraría todos los números clave para comenzar

*Asegúrate de poner los pies
en el lugar correcto.
Entonces párate con firmeza.*

Abraham Lincoln

Antes que te comprometas a pararte firme en tu decisión, hasta que hayas perdido peso, haz una pausa y colecta todos los números pertinentes relacionados con tu salud: presión sanguínea, colesterol (ambos HDL y LDL) análisis químico de la sangre, y peso. Esta revisión te será útil también para detectar problemas específicos que debas discutir con tu médico.

Esto te ayudará a establecer en tu mente un punto de referencia que servirá de alerta ante posibles complicaciones que puedan surgir como resultado de un aumento en los ejercicios y un cambio en la dieta. Vuelve a hacerte el mismo reconocimiento médico en seis meses para verificar si estás progresando. Mantente fiel, ¡y verás números que verdaderamente te harán sentir feliz!

Conoce dónde estás parado antes de comenzar.

Perder peso,

yo...

Le pediría a mi médico que me ayudara a establecer metas realistas

El comienzo es la parte más importante del trabajo.

Platón

Un excelente medio de establecer metas realistas y saludables es, consultando con tu medico. Pídele a él o a ella que te ayude a establecer una meta adecuada de pérdida de peso, tomando en consideración tu estructura física, edad, historial familiar y cualquier tipo de necesidades médicas especiales que puedas tener.

Esta información es crítica para el éxito de tu plan de pérdida de peso, ya que eso te ayudará a determinar cuán rápido debes perder kilos o libras, y cuál debería ser tu peso ideal. Es un gran error basar tu meta en imagines producidas por los medios de comunicación sobre lo que "debe ser" el tamaño adecuado de tu cuerpo. El peso perfecto es diferente para cada individuo.

Ningún ejército va a la guerra
sin un cuerpo de médicos.

Perder peso,

yo...

Haría que todos los bocados cuenten

*Ahora pues, así dice
el SEÑOR de los ejércitos:
Considerad bien vuestros
caminos.*

Hageo 1:5

¿Alguna vez te has encontrado comiendo sobre la mesa de los entremeses, mientras te pones al día en las noticias con algunos amigos, sin percatarte de qué, y cuánto, estás consumiendo? ¿Serán las patatas fritas compañeros de confianza en tiempos de aburrimiento y tensión?

Para muchos, el comer en forma habitual y casi inconsciente, puede añadir miles de calorías adicionales, y muchos kilos indeseados, pero en realidad nunca satisfacen el hambre que sienten. Identifica las situaciones y los alimentos que ponen en acción este tipo de alimentación, y da los pasos necesarios para cambiar la manera como respondes a ellos. En lugar de esto, decide prestar atención a cómo te alimentas, y haz que cada bocado cuente, identifica aquellos alimentos que verdaderamente disfrutas, y haz eso mismo —*disfruta* conscientemente de una pequeña porción.

La modificación del peso requiere una modificación de comportamiento.

Perder peso,

yo...

Cesaría de comer tan pronto sienta que estoy lleno

Prudencia significa, sentido común práctico. Dedicar tiempo a pensar en lo que estás haciendo y lo que podría resultar de eso.

C. S. Lewis

Nuestros cerebros han sido diseñados para recibir un mensaje del estómago cuando el mismo ha llegado a su debida capacidad. Es una señal que dice: "ya es suficiente", y a la que muchos de nosotros, a través de años de práctica, hemos aprendido a ignorar.

Hemos reentrenado nuestros cerebros para que obedezcan esa familiar represión que dice: "Termina todo lo que hay en tu plato". Servimos demasiados alimentos en nuestros platos, y luego nos sentimos en la obligación de comerlo todo. No temas dejar algunos bocados, y comienza a practicar el escuchar esa vocecita en tu cabeza. Quizás esté un poco apagada, pero aún está ahí. Ella te hará saber cuándo es que debes soltar el tenedor.

Escucha a tu cerebro... el mismo te dice la verdad
sobre cuánto alimento REALMENTE necesitas.

Perder peso,

yo...

Aprendería más sobre cómo el cuerpo usa los alimentos

*No creo que el mismo Dios
que nos dotó con sentido,
razón e intelecto pretenda que
nunca los usemos.*

Galileo Galilei

¿Conoces cuáles alimentos son grasosos y por qué? ¿Cuáles son los requisitos para una nutrición balanceada? ¿Qué constituye una nutrición balanceada? ¿Cuál es el efecto que ciertos nutrientes producen en el cuerpo? ¿Cuáles alimentos son ricos en determinados nutrientes? ¿Cuáles alimentos aceleran tu metabolismo? ¿Cuál combinación de alimentos acelera la pérdida de peso?

Un plan de pérdida de peso responsable, siempre debe incluir educación sobre la alimentación saludable. No dependas de libros que presenten novedosas y pasajeras formas de considerar los alimentos, o que ofrezcan un suplemento alimenticio "milagroso". Escoge aquellos recursos informativos que enfaticen nutrientes, una combinación de ejercicio y alimentación, y un menú balanceado. Y al igual que en cualquier otro aspecto de la vida, el conocimiento es una importante herramienta para lograr el éxito.

La información podría ser tu mejor ayuda en la pérdida de peso —¡conócela y úsala!

Perder peso,

yo...

Conseguiría
un compañero
que me ayude

Mejores son dos que uno;
porque tienen mejor paga
de su trabajo. Porque si
cayeren, el uno levantará
a su compañero.

Eclesiastés 4:9,10

Las organizaciones que son nacionalmente reconocidas y que se dedican a la pérdida de peso, obtienen resultados. Y es porque han descubierto que el apoyo personal es un ingrediente clave en los programas de pérdida de peso exitosos. Tener que rendir cuentas en forma regular a un amigo o grupo podría representa la gran diferencia. Algunas personas pueden lograrlo por cuenta propia, pero la mayoría reconoce que es una ayuda inmensa el saber que alguien muy especial vela con tremendo interés cada vez que subes a la balanza.

Así que busca tal amigo, y pídele a él o a ella que considere hacer un compromiso personal contigo, al comenzar tu plan de pérdida de peso. Entonces, cuando te sientas tentado a rendirte, llama a tu amigo. Por lo general, lo único que realmente necesitas para continuar hasta el fin es la sosegada voz de la razón.

*Los buenos amigos siempre desean
lo mejor para nosotros.*

Perder peso,

yo...

Enfocaría
mi mente en
la meta final

*Ni Roma, ni un estilo de vida
saludable, se puede construir
en un día... Desarrollar un
estilo de vida saludable
requiere constancia,
y no perfección.*

Gordon S. Tessler, Ph.D.

(*La guía del haragán hacia una mejor nutrición*)

No hay tal cosa como el éxito que se logra de la noche a la mañana, o una dieta que lo resuelve todo instantáneamente; ¡si eres sabio te mantendrás alejado de cualquier producto o plan que hace tal afirmación! El éxito que perdura requiere compromiso, porque los cambios duraderos se obtienen en forma lenta y paulatina. Los cambios permanentes en tu estructura física y tamaño, requieren que ocurra un cambio permanente en los hábitos alimenticios y en las prioridades.

Debes hacer cambios paulatinos. Intenta cambiar una sola cosa por semana en tu plan de pérdida de peso con el fin de reducir calorías. Eliminar los alimentos que consumes en las meriendas (o por lo menos los que no son buenos) durante las horas de descanso en el trabajo, podrían eliminar miles de gramos de grasa y calorías a la semana. O quizás eliminar a la mitad la cantidad de veces que consumes helados después de la cena. Los pequeños cambios, hechos en forma permanente, ¡se añaden para crear una diferencia notable!

¡Para perder peso, recupera el control!

Perder peso,

yo...

Haría más ejercicio

Los beneficios del ejercicio: Aumento en la capacidad pulmonar, menos ritmo de respiración, menos palpitaciones del corazón durante el descanso, menos palpitaciones del corazón durante ejercicios, menor nivel de triglicéridos, menor nivel de ácido úrico, disminución en viscosidad de las plaquetas, aumento en la fuerza muscular, aumento en flexibilidad, aumento en destrezas, aumento en capacidad muscular, aumento en sensibilidad a receptores de insulina, aumento en energía y entusiasmo por la vida...

David y Anne Frähm

Hábitos Saludables

A pesar de sus muchos beneficios, todos podemos pensar en cien razones por las que no podemos hacer ejercicios un día determinado: tiempo, fatiga, inconveniencia. No obstante, la pérdida de peso tiene una fórmula muy sencilla: INGERIR MENOS CALORÍAS + PRODUCIR MAYOR CANTIDAD DE ENERGÍA = PÉRDIDA DE PESO.

Intentar perder peso sin hacer ejercicios es como tratar de escalar una montaña sin entrenamiento alguno. Los períodos de ejercicio breves —caminar, trotar, nadar o levantar pesas— deben ser incorporados a tu rutina diaria. Identifica actividades que disfrutas y comienza poco a poco. Pronto tu cuerpo comenzará a convertir la grasa en músculo. Y al paso del tiempo, tu metabolismo comenzará a cambiar, lo que significa que perder peso será más fácil.

Veinte minutos de ejercicio al día podría resultar ser la diferencia entre "fofo" y "fabuloso".

Perder peso,

yo...

Anotaría
el aumento de
las metas en
la puerta de
la nevera

Tus ojos miren lo recto;
y diríjanse tus párpados hacia
lo que tienes delante.

Proverbios 4:25

No aumentaste en un día el peso que tienes en exceso, y no perderás todo el peso que deseas en una semana o en un mes, quizá hasta un año. Debes establecer por lo tanto, algunas metas a corto plazo en las cuales puedas concentrarte y lograr con rapidez. Vas a experimentar un continuo sentir de satisfacción, y estarás más motivado para continuar con tu plan.

Establece metas a corto plazo con cuidado. Un kilo por semana es por lo general un paso saludable y realista en la pérdida de peso. Y sólo piensa que, ¡un kilo por semana, representan más de cincuenta kilos al año! Mantener el enfoque en las metas a corto plazo, evitará que te sientas abrumado.

Pequeños pasos pueden llegar a convertirse en grandes zancadas.

Perder peso,

yo...

Usaría
las escaleras

Un buen estado físico significa, desarrollar enérgicamente las tareas diarias de acuerdo a lo mejor de tus habilidades, sin extenuarte. También significa que todavía tienes energías para hacer aquellas cosas divertidas que tanto disfrutas.

Bodies in Motion... Minds at Rest
sitio en Internet sobre la salud.

¡Mientras más activo estás, más pierdes! Por lo tanto tiene sentido eliminar algunas de las comodidades que en tu vida te ahorran trabajo, y opta por emplear al máximo energía humana renovable. Usa un rastrillo en vez de un soplador de hojas, un cortacésped que tienes que empujar, en vez de uno que se deslice solo. Camina en vez de usar el carrito cuando estés en el campo de golf. Escoge el espacio donde estacionar el auto más lejos de la tienda. Haz ejercicio mientras hablas por teléfono. Camina en vez de manejar a un destino cercano... y acelera el paso.

Un poquito de esfuerzo y unos breves minutos adicionales de actividad que incorpores a tu rutina diaria puede producir resultados significativos. Sé más activo y piérdelo.

Añade un poco de esfuerzo a tus actividades diarias.
¡No es otra cosa que ejercicio disfrazado!

Perder peso,

yo...

Me recompensaría a mí mismo cuando cumpla una meta

La recompensa de algo bien hecho es, haberlo hecho.

Ralph Waldo Emerson

Cuando cumplas con una de las metas que hayas establecido en tu plan de pérdida de peso, podrás sentirte mejor con sólo saber que has cumplido con tu objetivo. Sin embargo, ir un paso más allá, y hacer algo tangible por ti mismo, establece un hito y te da la motivación adicional que necesitas para continuar con tu plan.

Compra un vestido en tu nueva talla reducida, sal de viaje o en una breve gira con tu persona favorita, compra boletos para un evento especial o un partido, o compra un enorme ramo de tus flores favoritas —sólo procura mantenerte alejado de la recompensa del pastel de chocolate doble. Mientras más te recompensas a ti mismo con obsequios no relacionados con la comida, más probable será el poder evitar tal tipo de recompensa en el futuro.

Recompénsate con las dulzuras
que ofrece la vida, pero no con sus dulces.

Perder peso,

yo...

Rehusaría rendirme en caso de que falle y coma en exceso

*Hermanos, yo mismo no pretendo haberlo
ya alcanzado; pero una cosa hago:
olvidando lo que queda atrás, y
extendiéndome a lo que está delante,
prosigo a la meta, al premio del supremo
llamamiento de Dios en Cristo Jesús.*

Filipenses 3:13,14

Mantener control de tu peso requiere mucha práctica. Cada persona que batalla con la pérdida de peso ha fallado por lo menos una vez… o dos o muchas veces. El secreto no radica en permitir que el fallo se convierta en un fracaso arrollador. Resiste el impulso de regañarte a ti mismo o el desánimo que te lleve a rendirte del todo. No conviertas el error en algo más grave de lo que en realidad es.

Vuelve a comenzar —¡inmediatamente!—. No esperes hasta el próximo día para encaminarte en el plan nuevamente. Debes recordar que el plan que has escogido para perder peso en forma saludable, dejará ver los resultados deseados al paso del tiempo. Aprende de tus propios errores, y continúa hacia delante. El único camino hacia el fracaso es rindiéndote.

No permitas que un día malo poco frecuente, arruine toda una vida de buena salud.

Perder peso,

yo...

Planificaría mis comidas por adelantado

*No digas que no tienes suficiente
tiempo. Tienes exactamente
el mismo número de horas diarias
que les fueron otorgadas a
Helen Keller, Louis Pasteur,
Miguel Ángel, Madre Teresa,
Leonardo DaVinci, Thomas
Jefferson y Albert Einstein.*

Desconocido

Las comidas de improviso por lo general tienen que ver con restaurantes de comida rápida y para llevar, las cuales casi siempre contienen exceso de calorías y grasa. Planifica tus comidas por adelantado. Hacer un plan para toda una semana te ayudará en varias maneras: la lista de alimentos podría ser muy específica, periódicamente puedes revisar el balance nutritivo de los platos, distribuir las golosinas a través de la semana para evitar comer impulsivamente y en exceso, y el plan puede servir como lista de verificación. Ir marcando los suministros en la lista podría ser muy motivador.

Al planear tus platos, planifica también tu horario para que puedas dedicar suficiente tiempo a preparar y consumir alimentos nutritivos. Cuando planifiques la preparación de algún plato especial que sea bajo en calorías y en grasa, invita a un amigo para que lo comparta contigo.

Muchas personas no planean el fracaso
—¡simplemente fracasan en planear!

Perder peso,

yo...

Pensaría en
lo que consumo

*Tus pensamientos se convierten
en tus palabras.
Tus palabras se convierten
en tus acciones.
Tus acciones se convierten
en tus hábitos.
Tus hábitos se convierten
en tu carácter
Tu carácter se convierte
en tu destino.*

Desconocido

Cada uno de nosotros ha recibido la libertad para escoger. Demasiadas veces, sin embargo, nos convertimos en criaturas de hábito y rutina, y en el proceso perdemos de vista todas las decisiones que tomamos, o que podemos tomar en un día.

Repasa y vuelve a evaluar tus hábitos cuando de alimentos y de comida se trata. Enumera los hábitos en dos columnas: constructivos y destructivos. Entonces decide cuál hábito deseas cambiar primero, y planifica un curso de acción a seguir. Dedica tres semanas al cambio de dicho hábito antes de enfrentar el próximo mal hábito. Concéntrate en la meta final —más energía, mejor estado físico y mejor salud— y no en lo que tienes que dejar con tal de llegar a la meta.

Las decisiones conscientes
suelen ser buenas decisiones.

Perder peso,

yo...

Seguiría adelante aunque me encuentre en un momento en que podría desanimarme

*Mas tenga la paciencia
su obra completa, para que seáis
perfectos y cabales,
sin que os falte cosa alguna.*

Santiago 1:4

Cada persona que se involucra en un plan para perder peso, llegará por lo menos a un punto en que la balanza no cede ni un solo gramo, no importa lo que hagas. ¡Cuán desalentador! Sin embargo, existen varias buenas razones por lo que esto sucede. Periódicamente el cuerpo debe ajustarse a la pérdida de peso. En algunos casos, los tejidos grasosos se están convirtiendo en fibroso músculo. También el peso puede fluctuar a causa de la retención de agua.

Este estado podría durar desde algunos días hasta varias semanas, pero no podrá vencerte si te mantienes firme y rehúsas darte por vencido en cuanto a las metas de pérdida de peso que te has trazado. Concéntrate en continuar con tus hábitos saludables para comer y hacer ejercicios. ¡A su debido tiempo, la balanza comenzará a moverse otra vez!

La meta es el proceso.

Perder peso,

yo...

Consumiría pequeñas porciones con frecuencia

Merendar, no es el problema con la dieta norteamericana. El problema son las meriendas. La preparación es la clave para tener meriendas balanceadas disponibles.

David y Anne Frähm

Comer con frecuencia es una buena regla por varias razones: no permite que el hambre se acumule hasta el punto de abusar excesivamente de la comida, los niveles de azúcar en la sangre se mantienen estables (lo cual elimina los avisos de hambre y produce un nivel de energía más fijo), la nutrición que llega al cerebro es más constante, y un individuo suele pensar con mayor claridad y tomar decisiones relacionadas con los alimentos de forma mucho más racional.

Muchos especialistas en dietas recomiendan cinco o seis comidas al día, incluyendo meriendas por la tarde, antes de acostarse y a media mañana. Cada comida debe incluir proteína, ya que la misma produce energía sostenida sobre un mayor período de tiempo, y uno debe asegurarse de que el contenido total de calorías y grasa de todas las comidas no exceda la cuota diaria.

Comer pequeñas porciones crea un patrón para comer menos alimentos en cada sentada.

Perder peso,

yo...

Identificaría
cómo respondo
a las tensiones

*Estoy convencido de que la
vida es 10% lo que me sucede,
y 90% cómo reacciono
ante lo que me sucede.*

Charles Swindoll

Para muchas personas, la ansiedad les produce el deseo de comer. Esto ocurre porque comer alivia las tensiones al producir endorfinas que estimulan la relajación. Sin embargo, existe otra forma más productiva de producir endorfinas.

El ejercicio, por ejemplo, es una excelente manera de aliviar las tensiones. Sube a una estera, sal a caminar alrededor de la cuadra, o desempeña alguna tarea en el hogar. O, si lo prefieres, intenta hacer precisamente lo opuesto: escucha tu música favorita, prepara un vaso de agua fría con limón y date una ducha caliente con mucho jabón. Si sueles comer en exceso cuando estás tenso, levanta tus defensas buscando alternativas saludables que contrarresten el comer en forma descontrolada causado por la tensión.

¡El postre y las tensiones no son buenos amigos!

Perder peso,

yo...

Evitaría las
dietas novedosas

*No os dejéis llevar
de doctrinas diversas
y extrañas.*

Hebreos 13:9

Toronja… proteína en líquido… lechuga y requesón… sólo frutas… sólo vegetales… no carbohidratos… no azúcar… no sal. ¿Qué tienen todas estas dietas en común? Que no constituyen una dieta balanceada.

Las dietas novedosas funcionan a corto plazo porque reducen la cantidad de calorías que se consumen. Pero a la larga, las mismas pueden hacer que el cuerpo pierda nutrientes vitales y descarrila el sistema de su debido balance. Éstas se convierten en dietas novedosas, porque al pasar el tiempo no satisfacen, y nunca llegan a ser una buena manera de mantener el peso deseado sin recuperar kilos perdidos. Decide en su lugar adoptar un plan que pueda ser usado no sólo para bajar de peso, sino como el fundamento de un estilo de vida saludable.

Cuidarte a ti mismo nunca pasará de moda.

Perder peso,

yo...

Usaría mensajes positivos que me recuerden mi plan y metas para bajar de peso

*Sea que pienses que puedes
o que no puedes —tienes razón.*
Henry Ford

¿Qué te estás diciendo a ti mismo sobre tu persona? ¿Qué casetes de conocimientos escuchas como una corriente en tu cabeza? ¿Eres tu mejor amigo o eres el abogado del Diablo? Cada uno de nosotros escucha en su interior su propio casete de ayuda personal, hablándonos de nosotros mismos.

El diálogo consigo mismo es poderoso porque es constante e intensamente personal. Eso crea la base para lo que creemos sobre nosotros mismos. Asegúrate de poder cumplir aun las metas pequeñas que te han de ayudar a mantenerte en el plan a largo plazo hacia la buena salud y mayor vitalidad. Refuerza los aspectos positivos de tus propias actitudes y comportamiento. Anímate a ti mismo en tu búsqueda hacia un mejor estado de salud física. ¡Conviértete en tu mejor animador!

Cuando el diálogo interior es positivo produce cambios externos positivos.

Perder peso,

yo...

Ordenaría un aperitivo como plato principal

Come, bebe y disfruta;
que mañana haremos dieta.

Desconocido

Comer fuera no tiene por qué ser una pesadilla, sólo, porque estás en un programa para perder peso. Existen muchas maneras de disfrutar tu restaurante favorito sin dar lugar al desastre.

Prueba comer ensaladas frescas, concentrándote en los vegetales verdes y evitando las pastas pesadas o las ensaladas de patatas. Puedes ordenar como plato principal un delicioso aperitivo bajo en grasa. Las porciones son más pequeñas, pero por lo general son adecuadas, en muchos casos, son porciones reducidas de platos principales que encontrarás en otras partes del menú. También puedes pedir una media porción o puedes comer sólo la mitad, y llevas el resto a casa. ¡Te sorprenderás de lo bien que te vas a sentir!

Cuando salgas a comer, piensa que cada plato es una "cena para dos" o pides la mitad o te llevas a casa la mitad.

Perder peso,

yo...

Pensaría en términos de aumento de salud en vez de pérdida de peso

*Si hubiera sabido que iba
a vivir tanto tiempo,
me hubiera cuidado mejor.*

Desconocido

A nadie le gusta pensar en términos de pérdida. Piensa, en vez, en términos de recuperar aquellas cosas que le dan mayor valor a la vida: cosas como la buena salud, mayor energía y una mejor apariencia, para comenzar.

Las personas que gozan de buena salud y de buen estado físico, viven más años y disfrutan de una mejor calidad de vida. Perder peso significa adquirir fuerzas y vitalidad, además de un sistema inmunológico más efectivo. Son muchas las cosas que uno puede adquirir al perder kilos no deseados. Al final, lograrás mayor habilidad para llegar a ser todo lo que deseas.

Tu pérdida también podría ser tu ganancia.

Perder peso,

yo...

Me pesaría
con regularidad

*Miré, y lo puse en mi corazón;
lo vi, y tomé consejo.*

Proverbios 24:32

Algunas personas consideran que es beneficioso pesarse diariamente: un tipo de revisión de la realidad temprano en la mañana. Otros recomiendan que uno se pese semanalmente, y a la misma hora cada semana, ya que el peso podría fluctuar entre medio kilo y un kilo a diario dependiendo de la retención de líquidos.

Independientemente de la frecuencia con que te pesas, debes disciplinarte para hacerlo en forma regular y en una balanza de confianza. Mantén un registro de tu progreso, y concéntrate en el número que deseas ver en al balanza. Recuerda también que la balanza no es la única forma de medir el éxito. Si estás haciendo ejercicios y convirtiendo la grasa en músculos, es posible que no observes mucho cambio en la balanza. Junto con la pérdida de peso, presta atención a cómo la ropa se ajusta a tu cuerpo.

"No le hagas caso y desaparecerá",
no es una idea que aplica a la pérdida de peso.

Perder peso,

yo...

Rehusaría privarme de comer mis alimentos favoritos

*Disfrutar de los alimentos no debe
causarnos vergüenza alguna:
uno sí debería sentir vergüenza
si la mitad de la población mundial
considera la comida como la intención
primordial de sus vidas...*

C. S. Lewis

Es muy fácil sentirse privado cuando tus amigos devoran pizzas, hamburguesas y patatas fritas mientras tú te limitas a comer ensaladas. Es por esta razón que los programas para perder peso que te privan de todos tus alimentos favoritos no tienen éxito. ¿Entonces qué puedes hacer?

Puedes hacer arreglos sabios; un plan efectivo para perder peso, no es aquel que todo es de un mismo tipo de alimento y nada de los demás. Intenta compartir la hamburguesa con otra persona, e intercambia las patatas fritas por una ensalada pequeña o una cucharada de requesón y una tajada de piña. Disfruta la mitad de la hamburguesa que te estás comiendo, en lugar de lamentarte por la otra mitad. Puedes disfrutar todos los alimentos… ¡pero no todos a la vez!

No hay alimentos prohibidos, sólo alimentos problemáticos en cantidades problemáticas.

Perder peso,

yo...

Haría ejercicios después del trabajo y antes de cenar

*Todo aquel que lucha,
de todo se abstiene.*

1 Corintios 9:25

Justo después del trabajo o de la escuela, es el momento cuando la mayoría de las personas se sienten con menos energías, y es también el momento cuando están más propensos a consumir una merienda alta en calorías para renovar las fuerzas. En vez de detenerte en un restaurante de comidas rápidas cuando salgas del trabajo, intenta hacer ejercicios.

El ejercicio temprano por la mañana acelera el metabolismo, y el ejercicio al atardecer ayuda a ventilar tensiones y mantiene el metabolismo funcionando al máximo durante las horas de la noche. Hacer ejercicios durante las horas de la tarde te ayudará a reducir el apetito antes de cenar y te suple de energías. Además, te ayuda a relajarte y a dormir mejor.

Convierte una hora al día en la hora de la "buena salud" —¡estarás más que feliz con los resultados!

Perder peso,

yo...

Evitaría
las salsas

*La buena noticia es que la cocina baja
en grasa y con sabor es más fácil de lo
que pensaba... y lo mejor de todo
—los sabores limpios y frescos son
memorables, satisfactorios y fácil
de confiar en ellos a diario.*

Julee Rosso
Great Good Food

Piensa en las salsas, las cremas, el queso rallado y los aderezos como masas de grasa que son colocados encima de alimentos nutritivos. En muchos casos, eso es precisamente lo que son. Una patata asada, por ejemplo, tiene relativamente pocas calorías y un alto contenido de fibra. Le añades cierta cantidad de ricos aderezos y las calorías se elevan por los cielos. Un pedazo de pollo cocinado a la parrilla, tiene relativamente pocas calorías y es una buena fuente de proteína, le añades salsa o crema de algún tipo y todos los beneficios desaparecen.

Decide comer alimentos sin acompañantes innecesarios, o condimenta tus platos con hierbas y aliños frescos que añaden sabor y variedad sin tener que añadir calorías. Si debes añadir algún aderezo, escoge uno que no tenga grasa.

Deja las cucharas en el cajón. ¡Lo que no añades sobre un plato, no añade peso!

Perder peso,

yo...

Rehusaría permitir que un mal día se convierta en una excusa para rendirme

*No importa que hayas caído
—lo importante es
que te levantes.*

Abraham Lincoln

Existen innumerables libros sobre cómo obtener el éxito. Pero el secreto del éxito parece reducirse a un solo punto: la persona que tiene éxito se levanta una vez más de lo que cae a tierra. Si has tenido un mal día, no te rindas. Concéntrate en identificar y cambiar las razones principales que te llevaron a fracasar.

Quizás sea bueno que incorpores días de descanso en tu horario y plan para perder peso —días cuando te permites comer porciones más grandes o comer alimentos que normalmente no forman parte de tu plan. Desarrolla un "Plan B" con el fin de regresar al curso que llevabas, cuando tengas un mal día.

Las recaídas son inevitables…
¡pero la recuperación siempre es posible!

Perder peso,

yo...

Solicitaría
el apoyo de
mis amigos

*Y [nosotros] enviamos a Timoteo
nuestro hermano, servidor de Dios
y colaborador... para confirmaros
y exhortaros.*

1 Tesalonicenses 3:2

No hay nada como hablar, o escuchar a alguien que está viviendo una experiencia paralela a la nuestra. Por esto los grupos de apoyo son de ayuda tan esencial para el éxito de un plan para bajar de peso. No sólo pueden motivarse y estimularse mutuamente, también pueden compartir beneficiosos consejos sobre recetas que son bajas en grasa y calorías, así como ideas de cocina.

Pídeles a tus amigos que te ayuden a no hablar sobre comida en tu presencia, incluso cualquier mención sobre nuevos restaurantes que aún no han visitado o nuevos platos que no hayan preparado. También pueden ayudarte no invitándote a probar "una sola cucharadita" de su postre. Si una persona se convierte en un tentador rutinario, evítalo hasta que hayas llegado a la meta deseada.

Los buenos amigos sólo se desean lo mejor.

Perder peso,

yo...

Dividiría las porciones que me sirven

No hagas nada en exceso.

Sócrates

Divide por la mitad las porciones de alimentos que son altos en calorías, o por lo menos divídelas en una tercera parte, ¡y habrás reducido un número bastante significativo de calorías! En vez de colocar dos tajadas de queso en un emparedado, usa uno. En vez de comerte una hamburguesa de 200 gramos, come una que pese cien gramos. Sírvete una sola porción de arroz en vez de dos. Entonces llena el espacio adicional en el plato con ensalada o vegetales. Usa también utensilios pequeños para servirte los alimentos.

Al ir dividiendo y recortando las porciones, te sorprenderás de lo satisfecho que estarás con las porciones pequeñas. Habrás ahorrado grasa, calorías, y ese sentir incómodo y tan desalentador que acompaña el haber comido demasiado.

¡Comienza a patrullar las porciones en tu plato!

Perder peso,

yo...

¡Probaría nuevas recetas con bajo contenido de calorías y grasa, pero con sabor!

*El buen sabor es esencial
para poder disfrutar
de los alimentos.*

Graham Kerr
Minimax Cookbook

La preparación de alimentos que tienen buen sabor es un aspecto esencial para el éxito de cualquier programa para perder peso. Afortunadamente, en años recientes, los nutricionistas han respondido a la demanda por productos saludables y han desarrollado una innumerable cantidad de sabrosas recetas que tienen bajo contenido de calorías y grasas. Y sorprendentemente, estas recetas son casi siempre muy fáciles de preparar.

Los aliños y condimentos alternos, así como las salsas con bajo contenido de grasa, contienen todo el sabor necesario sin la grasa. De hecho, el azúcar y la grasa a menudo cubren el verdadero sabor de los alimentos. La mayoría de las personas descubren que si le dan una oportunidad justa a los alimentos con bajo contenido de grasa, a la larga desarrollan preferencia por los mismos. ¡Vuelve a descubrir el buen sabor de los alimentos en su estado natural!

Comer adecuadamente te desarrolla el apetito
por alimentos saludables.

Perder peso,

yo...

Adoptaría nuevas técnicas de cocina que sean más saludables

Y decidle así: "Sea paz a ti, y paz a tu familia, y paz a todo cuanto tienes".

1 Samuel 25:6

¿Te gustan las comidas fritas? Olvídate del empanizado, y comienza a cocinar a fuego alto estilo "stir fry". Un atomizador es una buena forma de rociar aceite en la sartén o en el "wok", o podrías también usar en tu cocina un rociador de grasa no saturada. Lánzate a la aventura y prueba nuevas hierbas, ajo fresco y jengibre, vegetales y carne magra. Cocinar usando un "wok" no es sólo para comidas orientales.

Para preparar unas maravillosas patatas francesas, rocía aceite sobre una plancha de hacer galletitas y cubre la misma con finos trozos de patatas frescas. O prepara un asado de carne magra y vegetales envueltas en papel de aluminio (en el horno o en la parrilla). Identifica aquellas recetas con un bajo contenido de grasa que puedas disfrutar por varios años, y no sólo cuando estés perdiendo peso.

¡Hacer un cambio en estilos de cocinar puede abrir la puerta a un nuevo mundo de sabores!

Si en realidad quisiera

Perder peso,

yo...

Bebería
más agua

Abre sus ojos, cerrados
por las nubes
desde las mil fuentes
tan cerca de él,
y muriendo de sed
en su propio desierto.

Goethe

Investigadores médicos han descubierto que el agua, por sí sola, podría ser el catalizador más importante para perder peso y evitar recuperar el mismo. Por naturaleza el agua suprime el apetito y ayuda al cuerpo a activar la grasa almacenada.

Los estudios demuestran que una disminución en el consumo de agua hace que aumenten los depósitos de grasa, mientras que un aumento en el consumo del agua puede en realidad producir una reducción en los depósitos de grasa. Además, el agua ayuda al cuerpo a expulsar de la corriente sanguínea indeseables toxinas y glóbulos grasos. Es de ayuda vital para mantener la buena digestión y en el proceso de eliminación. Como promedio, una persona debe beber ocho vasos de agua cada día. Una persona que está sobrepeso debería añadir a esta cantidad un vaso de agua adicional por cada doce kilos de sobrepeso.

El agua es enemigo natural de la grasa.

Perder peso,

yo...

Encendería
la parrilla

Salmón a la parrilla
2-3 filetes de salmón,
2 dientes de ajo, aplastados
2 cucharaditas de cáscara de
limón rayada
2-3 cucharaditas de jugo de limón
fresco, sal y pimienta para
condimentar. Combina todos los
ingredientes, condimenta con ellos
los filetes y a la parrilla...

Kristine Fortier
Recetas para una vida saludable

¡Con tantas maravillosas salsas y condimentos con bajo contenido de grasa, querrás asar a la parrilla casi todo! Es una buena manera de añadirles sabor a carnes y vegetales, especialmente al experimentar con diferentes tipos de maderas que puedes usar como carbón. ¡Consumirás más vegetales cuando les añadas más sabor!

Aquellos que particularmente no disfrutan de cocinar o comer pescado, a menudo encuentran que es mucho más satisfactorio comerlo cuando se prepara a la parrilla... y el hecho de haberlo cocinado al aire libre elimina los olores indeseables. Cocinar al aire libre a la parrilla ofrece un beneficio más: casi siempre podrás convencer a los demás para que te ayuden con la preparación de los alimentos, y esto te ayudará a evitar comer pequeñas porciones mientras preparas la comida.

Encender la parrilla es una forma muy buena de comenzar un plan para perder peso.

Perder peso,

yo...

Solicitaría la ayuda de un médico para establecer y mantener un registro de mis metas para perder peso

Los pensamientos son frustrados donde no hay consejo; mas en la multitud de consejeros se afirman.

Proverbios 15:22

Tu médico es uno de los mejores aliados que puedes tener mientras llevas a cabo un plan para perder peso. La mayoría de los médicos aprecian la oportunidad que se les brinda de estar en el lado preventivo de la medicina, y disfrutan poder compartir consejos. Permite que tu médico te ayude a establecer metas en aumento y un plan de ejercicios que sea seguro para ti. En la mayoría de los casos, él o ella te ayudarán a desarrollar un plan personalizado, si así lo solicitas.

Aprovecha los recursos que ya tienes a tu disposición e involucra a tu médico en cualquier plan que hayas escogido. Encontrarás que el consejo, el estímulo y la paz mental tendrán su recompensa.

Pierde peso, pero conserva tu salud.

Perder peso,

yo...

No comería
a la carrera
o mientras estoy
en mi automóvil

Eres lo que comes.

Desconocido

¿Te encuentras que a veces tomas una merienda por aquí o una hamburguesa por allá, sólo porque estás corto de tiempo? Desdichadamente, podrías estar pagando por tal conveniencia, un precio mayor del que piensas.

De modo realista, en un restaurante de comida rápida las opciones que tienes disponibles para una mejor salud son muy pocas, o casi nulas. Ir a casa y sentarte a la mesa te ayuda a comer más lento. Enciende unas velas, apaga el televisor y escucha algo de música. Convierte la hora de la cena en una experiencia que satisfaga la vista, los oídos y el paladar. Estarás alimentando el cuerpo y el alma... y muchas veces, mientras más adecuadamente se alimenta el alma, menos alimento parece requerir el cuerpo.

Alimenta tu alma así como tu cuerpo.

Perder peso,

yo...

Evitaría
el alcohol

(y otras bebidas con alto contenido de azúcar).

[El alcohol] es lo peor de todo. No sólo carece de los requisitos diarios nutricionales, también interfiere con los hábitos de la buena alimentación y con la habilidad del cuerpo para procesar los nutrientes que están presentes en los otros alimentos que consumimos.

Allan Luks y Joseph Barbato
Eres lo que comes

El alcohol puede hacer que tu plan de pérdida de peso fracase en dos maneras. Una, el alcohol estimula el apetito... y esta no es la mejor de las ideas cuando tu meta es perder peso. Además, las bebidas alcohólicas, y en especial las bebidas mixtas, tienen un elevado contenido de azúcar, y por lo tanto, un elevado contenido de calorías.

Un mejor método es beber té de hierbas o agua pura. Debes también evitar aquellas bebidas no-alcohólicas que tengan un elevado contenido de azúcar, incluyendo la mayoría de las bebidas de fruta, el té dulce y la mayoría de las llamadas "aguas con sabor". Aun el uso del agua espumosa y las bebidas carbonatadas debería ser limitado, ya que por lo general tienen un elevado contenido de sodio, lo cual puede causar retención de líquido. La retención de líquido en el cuerpo se manifiesta en kilos, cosa que podría causar gran desánimo.

*Convierte el agua o el té de hierbas
en tu bebida preferida.*

Perder peso,

yo...

Limpiaría
la alacena
en mi cocina.

*Y si tu ojo te es ocasión de
caer, sácalo y échalo de ti.*

Mateo 18:9

Si tener alimentos grasosos almacenados en tu alacena son una tentación, por todos los medios, ¡hazlos desaparecer! "Lejos de la vista, lejos de mi mente" es una buena regla a seguir. Si no tienes alimentos grasosos almacenados en tu alacena —nevera, congelador o armario— no tendrás acceso a los mismos cuando el hambre te ataque y la fuerza de voluntad haya desaparecido.

En lugar de esto, llena tu alacena y los estantes de la nevera con frutas y vegetales saludables, los cuales son más compatibles con un plan de pérdida de peso a largo plazo. Este tipo de meriendas, puede en realidad ayudarte a estimular el metabolismo y contribuye positivamente a tus esfuerzos. No sólo estarás alterando lo que comes, sino también tu perspectiva y reacción ante el consumo de alimentos.

Para concentrarte en lo que es positivo y saludable,
elimina lo que es tentador e infructuoso.

Perder peso,

yo...

Mantendría
un diario
alimenticio

*Los resultados de esta
observación radican en la
aplicación de la misma.*

Charles Dickens

Un diario alimenticio podría ser de gran ayuda en tu intento de perder peso y cambiar la manera como te alimentas. Anota en el diario cada bocado que llevas a tu boca, incluyendo los chicles y las mentas. El diario te ha de señalar los deslices insignificantes que se acumulan para convertirse en un serio sabotaje en contra de tu plan de pérdida de peso.

Mantén también un registro del contenido de azúcar y grasa en los alimentos que consumes. Esto te ayudará a conocer cuáles alimentos te satisfacen al menor costo para el plan que llevas a cabo. Aumenta tu consumo de agua cada semana por un período de varias semanas, y no olvides apuntarlo también en el diario. Incluye en el diario algún comentario sobre tu actitud y nivel de energía en cada comida, y asegúrate de revisar lo que has escrito, y de aplicar los conocimientos adquiridos de la información que has anotado.

*Mantener honestamente un diario alimenticio
es una buena forma de aprender sobre ti mismo.*

Si en realidad quisiera

Perder peso,

yo...

Reduciría
el consumo
de carnes rojas

*Todos los requerimientos nutricionales
que el cuerpo humano necesita —todas
las vitaminas, amino ácidos, enzimas,
carbohidratos y ácidos grasos que
existen, y que el cuerpo humano necesita
para sobrevivir— se hallan presentes en
frutas y vegetales.*

Harvey y Marilyn Diamond
Fit for Life

Con esto no quiero sugerir que te conviertas en un vegetariano, pero reducir el consumo de carnes rojas podría ser provechoso. Aunque es cierto que la carne roja es una buena fuente de proteínas, también tiende a tener un elevado contenido de grasa y calorías.

Come carne de res, puerco, y cordero sólo una o dos veces por semana, y añade más pollo y pescado a tu menú. Experimenta también con otras fuentes de proteínas que tienen un bajo nivel de grasa como por ejemplo el tofú, leche de soya, productos lácteos sin grasa, proteína en polvo, huevos (especialmente los productos derivados del huevo sin colesterol), y las legumbres. Y cuando consumas el bistec que ha sido reservado para ese acontecimiento especial, elimina del mismo la mayor cantidad de grasa posible. Quítale también la piel al pollo antes de consumirlo. Prepara las carnes a la parrilla, o asadas al horno, en vez de hacerlas fritas o salteadas.

Menos carnes rojas… menos calorías.

Le diría "no"
a segundas
porciones

*Como ciudad derribada y sin
muro es el hombre cuyo
espíritu no tiene rienda.*

Proverbios 25:28

Cuando la ex primera dama Nancy Reagan propuso inicialmente que las personas simplemente digan "no" a las ofertas del consumo del uso y abuso de drogas, muchos se rieron. "¡Si la vida fuera tan sencilla como eso!", dijeron a modo de protesta. Sin embargo, en muchos casos, simplemente decir NO es el mejor método que un individuo puede usar, especialmente cuando de comer se trata.

Cuando alguien dice: "¿Deseas otra porción?" quizá no se hayan percatado de ello, pero lo que en realidad están diciendo es: "Vamos, échate al cuerpo una doble porción de calorías y gramos de grasa". Solamente sonríe y di: "¡No! Muchas gracias". Y tal y como les enseñan a los chicos en cada programa antidrogas, cada vez que digas "no", la próxima vez será un poco más fácil.

No necesitas decir nada más que "nada más".

Perder peso,

yo...

Haría ejercicios mientras miro televisión

*¿Amas la vida? Entonces no
desperdicies el tiempo;
porque de ello está
compuesta la vida.*

Benjamín Franklin

¡Si tienes media hora disponible para ver televisión, también tienes media hora disponible para hacer ejercicio! Camina sobre una estera, monta una bicicleta estacionaria o usa cualquier otro equipo de hacer ejercicio. Y, si la televisión no es tu medio de entretenimiento preferido, existen muchas otras cosas que puedes hacer.

Intenta escuchar grabaciones con temas que motiven, videos de inspiración o educacionales, o puedes escuchar grabaciones de libros en casetes. Podrías grabar algún programa mientras estás en el trabajo, y al llegar a casa disfrutas del mismo mientras haces ejercicio. Si caminar o montar la bicicleta estacionaria no te resulta divertido, puedes añadir algún otro tipo de entretenimiento para que la actividad sea un poco más placentera. Aprovecha al máximo cada momento de cada día —¡nunca podrás recuperar el tiempo perdido!

En vez de permanecer sentado en forma inactiva, decide ser un observador activo.

Perder peso,

yo...

Consumiría suficientes nutrientes

*Por varias décadas las personas han creído que ingerir una dieta balanceada les provee todos los nutrientes que necesitan.
Esto sencillamente no es cierto.*

Michael Janson, M.D.

Health and Nutrition Breakthroughs

Marzo 1998

Las ansias de comer pueden ser una señal de que tu dieta carece de nutrientes esenciales, o que los mismos no están siendo suplidos en cantidades adecuadas. A menudo procuramos satisfacer tales ansias con alimentos que tienen un elevado contenido de calorías, azúcares y grasa. Lo que muchos de los que participan en dietas no saben es que tales ansias por consumir alimentos que no son provechosos —tales como el chocolate y los alimentos azucarados— pueden en realidad ser eliminadas con el tiempo, al consumir alimentos con un elevado nivel de proteína.

Para estar seguro de que estás recibiendo todos los micronutrientes que tu cuerpo necesita en cantidades adecuadas, considera añadir a tu plan vitaminas, minerales y suplementos vitamínicos. Consulta a un nutricionista para determinar cuales son las mejores opciones, o simplemente pregúntale a tu médico o farmacéutico.

***Alimenta tus células con todos
los nutrientes que necesitas.***

Perder peso,

yo...

Rehusaría ser engañado por reclamos que hacen ver ciertos productos alimenticios como más saludables de lo que en realidad son

El sabio tiene sus ojos en su cabeza, mas el necio anda en tinieblas.

Eclesiastés 2:14

Sé un consumidor que discierne. Reciente-
mente, a un producto de chocolate le colocaron la
etiqueta que leía "no colesterol". Esto era cierto,
pero absolutamente nada sobre el nivel de azúcar
y el número de calorías había sido alterado en dicho producto. En este caso, "no colesterol" aún sig-
nificaba un alto contenido de calorías, y que el
exceso de calorías se almacenaba como grasa.

No puedes olvidar que bajo en grasa no es lo
mismo que libre de grasa o ninguna grasa. "Calorías reducidas" no es lo mismo que bajo en calorías, y "baja caloría" siempre debe ser considerado
como un término relativo. "No azúcar" no significa
ausencia de grasa, y "no grasa" no significa ausencia
de calorías. Examina detenidamente las etiquetas
donde aparece el verdadero contenido de calorías
y gramos de grasa. Y cuando encuentres productos que reclamen ser saludables, bajo o reducido,
pregunta siempre: "¿comparado con qué?"

Un "viaje casi gratis" siempre te va a costar algo.

Perder peso,

yo...

Comería porciones más grandes temprano en el día en vez de al final

*El hombre no es criatura de
las circunstancias.
Las circunstancias son las
criaturas de los hombres.*

Benjamín Disraeli

El metabolismo es el ritmo por medio del cual tu cuerpo quema calorías, convirtiendo de esta manera los alimentos en energía. Tal ritmo de conversión varía de persona en persona y fluctúa a lo largo del día. Durante las horas de la mañana, tu metabolismo comienza lento, pero se acelera gradualmente a través del día. Entonces, durante las horas de la noche, desciende a su nivel más bajo. Hacer ejercicios temprano le da un impulso a tu ritmo metabólico durante las primeras horas del día, ofreciéndole así a tu cuerpo una mayor oportunidad de quemar calorías en vez de almacenarlas como grasa.

Lo importante en este asunto es que mientras más temprano en el día consumas tus alimentos, mejor oportunidad tendrá tu cuerpo de quemar las calorías que consumes. Toma control de tus circunstancias, y come para perder y mantener tu peso ideal.

¡Colabora con los ritmos de tu cuerpo
y no en contra de ellos!

Perder peso,

yo...

Invertiría en un buen libro de recetas con bajo contenido de grasa y calorías

Nos estamos dando cuenta de que lo que hasta el momento considerábamos como la norma, pueden ser alimentos apetitosos y creativos. Prueba la pasta con semilla de amapola, Kasha Mexicana o los Frijoles pintos del suroeste...

Libro de Recetas de Betty Crocker
Edición del 40 Aniversario

Parte del proceso del nuevo entrenamiento por el que debes pasar, para una pérdida de peso saludable y mantenimiento incluye el saber cómo preparar alimentos que no sólo son buenos para ti, sino que también tengan buen sabor. Aun los libros de receta más corrientes han comenzado a percatarse del valor de la cocina que es nutritiva, baja en grasa y creativa, especialmente para el siempre ocupado estilo de vida moderno. Un buen libro de recetas que tengan un bajo contenido de calorías y grasas puede ofrecer abundantes consejos para platos que no saben a cartón, y que genuinamente satisfacen.

Experimenta con nuevas recetas. Y de ser posible, adquiere un libro de recetas que ofrezca consejos sobre cómo usar ingredientes con un bajo contenido de calorías y grasa en platos tradicionales en vez de aquellos con mayor contenido de grasas. Puedes considerar un buen libro de recetas para la cocina saludable como una provechosa inversión que te ha de beneficiar por muchos años.

Las buenas recetas todavía pueden considerarse
como buenas noticias a la hora de perder peso.

Perder peso,

yo...

Estaría más conscientede los "gramos"

Todo hombre prudente procede con sabiduría.

Proverbios 13:16

Considera adquirir una balanza pequeña y un par de buenos libros sobre nutrición. Identifica en los mismos el contenido de calorías, colesterol o gramos de grasa que se encuentran en los alimentos que estés preparando —lo que vas a descubrir te podría sorprender.

Pesa los alimentos para que puedas estar mejor informado sobre la apariencia de una pechuga de pollo de 100 gramos comparada con una pechuga de pollo de 150 gramos. Identifica entonces cuál es la diferencia entre un pedazo de pollo con piel y sin piel, y entre una pechuga de pollo y una cadera y muslo. Mientras más diestro seas al determinar a simple vista el valor nutritivo de ciertos alimentos, con mayor facilidad podrás al paso del tiempo, controlar tu peso.

Es importante conocer cuánta cantidad de algo bueno puedo consumir.

Perder peso,

yo...

Prepararía los alimentos asados o al vapor para ahorrar calorías y retener el sabor

*El apetito se produce
con el comer.*
Proverbio francés

La preparación de alimentos escalfados, asados o al vapor, requiere que se le añada poco o ningún aceite. Estos métodos no le añaden a una comida calorías adicionales, y en realidad hasta pueden reducir calorías en muchos de los platos tradicionales.

Por ejemplo, cuando cocinas vegetales al vapor, los mismos retienen su sabor y valor nutritivo en vez de perder los mismos en el agua donde se hierven. Las ollas para cocinar al vapor son baratas. Los asadores verticales te aseguran que los pollos y pavos no se cocinen en su propia grasa. Y cuando salgas a cenar fuera de casa, no olvides identificar las palabras "asado" y "al vapor" en el menú. Muy pronto, tu propio paladar te dirá que te mantengas con la esencia de alimentos frescos y maravillosos.

¡El sabor de los alimentos
adquiérelo de la frescura, y no de la grasa!

Perder peso,

yo...

Pensaría en
verde y frondoso

*Nunca comas más
de lo que puedas levantar.*
Miss Piggy

No sólo son livianos y elegantes, también ofrecen mayores beneficios sustanciales. Los vegetales verdes y frondosos tienden a ofrecer más valor nutritivo que la mayoría de los demás alimentos. Estos proveen buena fibra y peso lo cual te ayuda a sentirte satisfecho más rápido. Algunos vegetales, como por ejemplo el brócoli, se conocen por su contenido de nutrientes que sirven para protegerte en contra de enfermedades como el cáncer.

Los vegetales que son verdes y frondosos no sólo sirven para comer en ensaladas, algunos como el "bok choy" son excelentes cuando se cocinan a fuego lento en una vasija bien tapada o al estilo chino "stir fry". La mayoría de estos vegetales poseen un contenido de calorías negativo, lo cual significa que se requiere que el cuerpo queme más calorías para digerirlos, de lo que el vegetal en realidad posee. ¡Eso sí es buen negocio!

Consume todos los vegetales verdes
y frondosos que desees.

Perder peso,

yo...

Establecería una meta de entrenamiento

Así que, yo de esta manera corro, no como a la ventura; de esta manera peleo, no como quien golpea al aire.

1 Corintios 9:26

Una mujer con distrofia muscular pasó varios años diciendo "No puedo" a cosas que deseaba hacer. Cierto día, decidió establecer para sí misma la meta de correr en el maratón de Nueva York. ¡Y para sorpresa de muchos, ella pudo completar la carrera y cumplió con la meta trazada! El tiempo de preparación fue para ella muy doloroso, y correr la carrera también lo fue, pero después de haberlo hecho le dijo al mundo que cada paso había valido el dolor experimentado.

Para que puedas mantenerte motivado al participar en un programa de ejercicios, establece una meta de entrenamiento: quizá sea caminar una milla en ocho minutos, remar a lo largo de un lago local, emprender una esforzada por un sendero forestal o nadar casi un kilómetro de distancia. Establece metas que pueden hacerse más exigentes con el propósito de lograr tu meta final de entrenamiento. Entonces concéntrate, y comienza "la carrera".

Cada hora de actividad es una hora invertida en el desembolso de calorías.

Perper peso,

yo...

Intentaría un
nuevo reto físico

*Tienes que continuar
creciendo, o te conviertes
como el pan de maíz de
anoche —mohoso y seco.*

Loretta Lynn

Dicen los expertos que si una persona cumple con una rutina de ejercicios por treinta días, la misma se convierte en un hábito. Pero sin embargo, aun los buenos hábitos pueden ser aburridos. Para mantener interesante tu régimen de ejercicios, procura involucrarte en una nueva actividad que para ti sea interesante. Escoge una con la cual no estés familiarizado, para que la misma requiera plena concentración de tu parte y te motive a continuar aprendiendo, quizá navegar en un pequeño bote de vela, patinaje en fila, danza de figuras, ballet acuático, voleibol, o polo acuático.

No tienes que convertirte en un experto en el nuevo deporte, simplemente tienes que disfrutarlo lo suficiente como para ser retado por el mismo, y que te mantengas en acción. Inevitablemente, durante el proceso crecerás como persona.

¡Vuelve a descubrir cuán divertido puede ser!

Perder peso,

yo...

Colocaría en la puerta de la nevera una foto inspiradora

*Un montón de piedras cesa de ser
un montón de piedras al instante
que un solo hombre la contempla,
abrazando dentro de sí la imagen
de una catedral.*

Antoine de Saint-Exupéry

Desarrolla el hábito de enfocar menos tu visión interna en los alimentos que no debes consumir, y más en algo que para ti, hará que verdaderamente la pérdida de peso sea un logro.

Coloca fotos en la puerta de tu nevera, quizá la foto de un lugar al que planeas ir cuando logres tu meta o una foto de como lucías antes de aumentar de peso. Considera colocar una foto de la familia que ciertamente han de apreciar verte con más energía y salud, o alguna otra razón que puedas tener para estar en mejor estado físico, tal como la foto de una montaña que algún día esperas poder escalar. Quizás encuentres que para ti es de mayor inspiración un dicho favorito o las palabras de un pasaje bíblico, de cualquier modo, ¡no pierdas la visión!

Las acciones positivas proceden
de pensamientos positivos.

Iría de compras al mercado con el estómago lleno

*Y guisó Jacob un potaje, y volviendo Esaú del
campo, cansado, dijo a Jacob: Te ruego que
me des a comer de ese guiso rojo, pues estoy
muy cansado... Y Jacob respondió: Véndeme
en este día tu primogenitura Entonces dijo
Esaú: He aquí yo me voy a morir; ¿para qué,
pues, me servirá la primogenitura?*

Génesis 25:29-32

Aunque es cierto que un mal día de compras no equivale exactamente a la gravedad de ceder la primogenitura, sí pudiese ser el causante de que te apartes del camino que te lleva a la meta final de perder peso. Aun si preparas y te adhieres estrictamente a la lista de artículos que vas a comprar, aquellos alimentos que por lo general no te atraen, se convierten en una tentación casi irresistible cuando tienes hambre. Añádele a esto la tentación de las muestras de alimentos gratis que te ofrecen en casi cada pasillo del mercado así como los olores que emanan de la panadería.

Las probabilidades de que experimentes sentimientos de tentación o privación disminuyen cuando vas de compras al mercado con el estómago lleno. Si no puedes ir de compras después de haber cenado, bebe entonces un vaso grande de agua antes de entrar al mercado.

**Ir de compras con el estómago lleno
te ayuda a evitar obstáculos.**

Perder peso,

yo...

Mantendría en la nevera frutas y vegetales, lavados, cortados y listos para comer

Existe mayor reconocimiento por parte de los científicos de que los alimentos crudos y sin cocinar en la dieta son indispensables para lograr el más alto nivel de salud.

Richard O. Brennan, D.O., M.D.

¿Problemas coronarios? ¿Cáncer? La respuesta divina: ¡Prevención!

Una de las mejores y más fáciles maneras de tomar control de tu peso es manteniendo la nevera llena de frutas y vegetales que estén limpios, cortados y listos para consumir. Hacer esto te asegura que después del trabajo, o de la escuela o como merienda después de la cena, tendrás disponibles alimentos con bajo contenido de calorías y grasa.

Tener vegetales ya cortados y listos te permite que la preparación de ensaladas y almuerzos para llevar sea más rápida y fácil, lo cual significa que probablemente prepararás y comerás más ensaladas o que llevarás contigo a la escuela o al trabajo alimentos más nutritivos para consumir al mediodía. No esperes hasta que tengas hambre y la voluntad esté por desfallecer —prepara el ambiente para asegurar el éxito.

¡Haz que tomar decisiones correctas sea más fácil!

Perder peso,

yo...

Escogería consumir más alimentos frescos y naturales

¿Conoces tú la tierra
donde florecen los limones,
donde resplandece la dorada naranja
a la sombra de profundos matorrales,
donde un eterno y suave viento
sopla desde el cielo azul,
y las arboledas son de laureles,
arrayanes y rosas?

Goethe

Aunque es cierto que la mayoría de nosotros no tenemos acceso a abundantes huertos que inspiren la poesía, sí podemos adquirir alimentos frescos y naturales, cuyo sabor nos debería inspirar a disfrutar de los mismos cada día. Tales alimentos ofrecen una gran variedad de sabor y energía, lo que significa que pequeñas cantidades nos ofrecen mayor satisfacción.

Los alimentos frescos y naturales tienden a poseer también menos calorías, sodio y un menor nivel de grasa, ya que los aceites y los azúcares hidrogenados son a menudo añadidos durante su elaboración. Además, los alimentos frescos le añaden a la dieta los tipos de fibra que son adecuados. La mayoría de los vegetales y muchas de las frutas poseen menos azúcares y calorías que los alimentos asados, fritos o empacados. Cuando consumes alimentos frescos y naturales, ¡obtienes más nutrición y sabor por bocado!

*Los alimentos frescos
y naturales estimulan el paladar.*

Perder peso,

yo...

Le recordaría a mi familia que el estímulo es una gran ayuda durante el plan de pérdida de peso

Manzana de oro con figuras de plata es la palabra dicha como conviene.

Proverbios 25:11

Antes que comiences tu programa de pérdida de peso, dialoga con tu familia y diles que necesitas de sus oraciones, estímulo y comprensión, al comenzar el cambio en la forma en que has estado comiendo. Debes explicarles que necesitas sus aplausos, pero no su sarcasmo, para regresar al camino cuando en algún momento te apartes de él. Pídeles que no te tienten a comer alimentos que no forman parte de tu plan.

Y al pasar el tiempo, comparte con ellos tus logros para que puedan celebrar contigo. Dale las gracias por haberte ayudado con sus palabras y acciones de apoyo. Y por amor a Dios, recibe sus elogios, aun cuando no hayas avanzado en el plan todo lo que te hubiera gustado.

Recluta a los miembros de tu familia
como tu equipo personal de vitoreo.

Perder peso,

yo...

Solicitaría siempre que salga a cenar a un restaurante que me sirvan por separado las salsas para ensaladas y condimentos

*Dios ayuda
a quienes se ayudan.*

Ben Franklin

Cuando decides salir a comer fuera de tu casa, voluntariamente estás cediendo cierta cantidad de control en cuanto al contenido de calorías que están presentes en los alimentos que ordenas. Y no deja de ser cierto que muchos restaurantes exageran sobremanera en cuanto a la cantidad de salsas y condimentos que le añaden a ciertos platos. Tú puedes recuperar el control sobre dichas calorías en esos artículos, solicitando que sirvan los mismos en un plato por separado.

Añádele a la ensalada un poquito de salsa a la vez, y de esta manera consumirás sólo lo necesario. Usa los demás aderezos y condimentos sólo para mojar levemente cada bocado. Procura siempre probar pimero el alimento en seco antes de cubrirlo con algún aderezo adicional. Podrías decidir que prefieres el sabor del alimento en su estado puro.

Cuando salgas a comer fuera de tu casa, no olvides de llevar contigo el sentido común.

Perder peso,

yo...

Leería
las etiquetas
en los productos
alimenticios

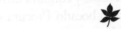

*Los problemas no pueden
ser resueltos al mismo nivel
de conciencia en
que fueron creados.*

Albert Einstein

Lee las etiquetas en los productos alimenticios para conocer qué porcentaje del contenido total de calorías es grasa, y no seas engañado por las palabras "bajo en grasa", o "grasa reducida". Estos podrían simplemente significar que el producto contiene menos grasa que la versión regular del mismo producto. Por ejemplo, la mayonesa, es casi todo grasa, ¡y la mayonesa que es baja en grasa sigue siendo mayormente grasa! Para perder peso, una persona debe mantener el consumo de grasa entre cinco y diez por ciento del total de calorías consumidas.

Presta atención también, a aquellos productos que podrían tener un bajo contenido de grasa, pero un alto contenido de azúcar. ¡El azúcar y los carbohidratos son también almacenados como grasa!

Confía más en las etiquetas nutricionales que en las etiquetas que aparecen en el frente de los productos alimenticios.

Perder peso,

yo...

Le daría
las gracias a Dios
por todas
las señales
de progreso

*Bendito el Señor, cada día nos
colma de beneficios El Dios
de nuestra salvación.*

Salmo 68:19

Comienza el programa de pérdida de peso con una palabra en mente —paciencia—. Por lo general la primera semana es la más difícil, y a menudo puede pasar sin muchas señales de progreso. Aun así, dale las gracias a Dios porque estás conquistando los retos alimenticios y porque estás cambiando hábitos cada día. Mantén un registro de pérdida de peso y cambio en tallas de vestir, y deja espacio donde escribir oraciones, comentarios y observaciones. Aprovecha los días cuando pierdas peso como oportunidades para dar gracias y alabar a Dios.

Cuando tu peso se mantenga estable por varios días, pídele a Dios que renueve tus fuerzas para soportar la tentación… y entonces, continúa elevando alabanzas, porque Dios siempre está a tu lado. Y al hacerlo, tu espíritu crecerá mientras tu cuerpo va disminuyendo.

Es difícil tropezar cuando estás de rodilla.

Perder peso,

yo...

Decidiría lo que voy a ordenar antes de entrar a un restaurante

El lugar donde comes determina lo que comes. Escoge aquellos restaurantes que sirven los alimentos saludables que tú deseas. Visítalos más a menudo.

Clínica Mayo

Eating Well When Eating Out

Los primeros diez minutos en un restaurante son los más traicioneros. Llegas a un restaurante hambriento, y eres bombardeado por olores e imagines visuales de alimentos que están siendo consumidos por otros a tu alrededor. Y entonces, llega el menú, y cada plato descrito en el mismo te parece irresistible.

Decide en forma general lo que vas a ordenar varias horas antes de llegar al restaurante, y mantén en mente un plato sustituto en caso de que tu primera opción no esté disponible. Revisa el menú, pero sólo para confirmar que tu selección está disponible y luego colócalo fuera de tu alcance. Haz lo mismo con las tarjetas que hay sobre la mesa y que describen ciertos platos o postres especiales.

No juegues con fuego al prolongar
el tiempo que inviertes revisando el menú.

Perder peso,

yo...

Dividiría
el postre

*Las pequeñas cantidades de
alimento pueden llevarte a
consumir menos calorías, a
tener menos gasto y a la
permanente pérdida de peso.*

Graham Kerr
Minimax Cookbook

Las ocasionales gratificaciones, especialmente si las mismas son planificadas y forman parte de un buen plan a largo plazo, pueden en efecto contribuir al éxito de tu plan de pérdida de peso. Evitar el postre en todo momento, no es manera de vivir, y por lo tanto, no es forma de perder peso. Los dos consejos que se mencionan a continuación pueden, sin embargo, limitar el consumo de calorías de cualquier postre.

O divides el postre y lo compartes con un compañero de mesa, o al ordenar solicitas un envase y te llevas a casa la mitad. Coloca la mitad del postre en el envase y ciérralo antes de consumir el resto. O le obsequias a un miembro de tu familia el postre en el envase, o planificas consumir las calorías adicionales como parte de un menú durante la semana.

PUEDES disfrutar postres y dulces mientras estableces buenos hábitos.

Perder peso,

yo...

Nunca consumiría alimentos del envase original

*Pero hágase todo
decentemente y con orden.*

1 Corintios 14:40

Antes de consumir algún alimento sírvelo en un plato o cuenco; y vierte siempre las bebidas en vasos de beber. Esto se aplica incluso a los envases que contienen las porciones conocidas como "servicio de tamaño individual". Y nunca comas de pie; busca siempre un lugar donde puedas sentarte y colocar el plato frente a ti en una mesa.

Al establecer estos patrones, estarás ejerciendo control sobre los alimentos que consumes, y creas a la vez una comida con solícita planificación. También aumenta la probabilidad de que prepares comidas más balanceadas, en la que cada ingrediente se sirve en su cantidad apropiada. De modo subconsciente, estarás más propenso a reconocer que has comido si conviertes la experiencia en un asunto consciente.

Que en cada comida puedas tratarte
a ti mismo con dignidad.

Perder peso,

yo...

Nunca pasaría por alto el desayuno o ninguna otra comida

El desayuno es la comida más importante del día.

Tu mamá

Al perder peso, tu deseo es que tu cuerpo queme de forma eficiente la grasa en exceso que tiene almacenada, sin quemar el tejido muscular. Pero cuando pasas por alto una comida, de forma natural tu cuerpo entra en un estado de autopreservación. El cerebro le envía una señal a tu metabolismo para que funcione a un ritmo más lento con tal de que el cuerpo pueda sobrevivir por el tiempo que sea necesario con el almacén actual de calorías que tiene almacenado. La energía que es usada para el vital funcionamiento del cuerpo se obtiene de los depósitos de grasa, pero también del tejido muscular, incluyendo el tejido del corazón.

¡Con el transcurso del tiempo, esta es una tendencia muy peligrosa! Comer regularmente mantiene el metabolismo funcionando a un máximo nivel, y estimula tu cuerpo a usar para energía los nuevos alimentos que ingieres, así como la grasa que está almacenada, sin extraer nutrientes de los músculos.

Dale a tu cuerpo lo que necesita para funcionar en forma eficiente y quemar grasa.

Perder peso,

yo...

Me mantendría alejado de la caja de rosquillas en el trabajo

Elimina los frenos, y tu vida, al igual que tu auto, se transforma en un misil sin dirección, destinado al desastre.

Charles Swindoll

Un antiguo comercial de televisión proclamaba con gusto: "¡Llegó la hora de hacer rosquillas!" Aunque es cierto que no hay nada malo con hacer rosquillas, son muchas las personas que han adoptado una versión un poco diferente como parte de su lema matutino: "¡Llegó la hora de comer rosquillas!" Detente y considera cuántos kilómetros necesita caminar una persona para poder quemar las calorías que tiene una sola rosquilla "glaseada". La respuesta es "¡más kilómetros de lo que la mayoría de las personas están dispuestas a caminar!"

La caja de rosquillas, el carrito de postres, el plato de pastel con su tapa de cristal, y la sección de alimentos en la mayoría de las tiendas de servicio rápido y el mercado en la estación de gasolina, son lugares que debes evitar si es que deseas perder peso exitosamente.

¿Podría ser que la caja de Pandora contenía una docena mezclada?

Perder peso,

yo...

Rehusaría tomar píldoras dietéticas

¿O ignoráis que vuestro cuerpo es templo del Espíritu Santo, el cual está en vosotros, el cual tenéis de Dios, y que no sois vuestros?

1 Corintios 6:19

Por favor, por favor, por favor no tomes píldoras dietéticas. Éstas, junto con otros productos dietéticos, poseen el potencial para causar más daño que bien. ¿De qué te sirve un cuerpo delgado si tus órganos internos o el sistema en general están dañados?

Además, la persona que depende de una píldora o poción, muy probablemente está evadiendo los verdaderos asuntos que están asociados con el mantenimiento del cuerpo y la salud: buena información sobre una nutrición adecuada, tomar decisiones más sabias, o cómo esforzarse en ejercer la voluntad. Sin el uso de píldoras y pociones siempre se pueden obtener buenos resultados. Siempre es importante señalar que el tabaco y sus productos nunca deben ser usados como ayudas para perder peso, siempre producen en el cuerpo más daños que beneficios.

Desarrolla un plan de pérdida de peso que no resulte perjudicial para tu futura salud.

Si en realidad quisiera

Perder peso,

yo...

Bebería un vaso de agua antes de cada comida

Agua, agua por doquier,
Y ni una sola gota para beber.

Samuel Taylor Coleridge

Beber un vaso de agua antes de comer, significa que necesitas menos alimento para sentirte satisfecho. El agua también funciona como un diurético natural, el ingerir agua le dice al cerebro que va a recibir una cantidad adecuada de líquido, y por lo tanto, el cuerpo necesita retener menos del agua existente.

El agua no contiene calorías, pero beber agua muy fría puede en efecto causar que las calorías sean quemadas, ya que el cuerpo debe trabajar para elevar la temperatura del agua a la del cuerpo. Si no disfrutas beber agua, añádele una rodaja de limón o de lima, o añádele a una jarra algunas gotas de extracto con sabor, y úsala para hacer cubitos de hielo.

Convierte un vaso de agua
en el primer plato de cada comida.

Perder peso,

yo...

Consumiría una cantidad suficiente de fibra

Una dieta con un elevado contenido de fibra puede ayudar a reducir el nivel de colesterol y hasta puede protegerte de los problemas del colon...[y] reduce el riesgo de diabetes.

Mayo Clinic Health Letter
Marzo 1998

La fibra es tu amigo en la lucha por perder peso. Llena tu estómago con mayor rapidez que las grasas y proteínas, y por lo general mantiene el aparato digestivo en buen funcionamiento. El cuerpo no lo absorbe, lo cual hace del mismo un alimento poco digerible. Pero la fibra tiene otra propiedad muy útil. En una variante de grados, y dependiendo de la fuente de origen específico, la fibra tiende a atraer y se adhiere a la grasa. Por lo tanto, la fibra ayuda a la grasa a desplazarse a través y fuera del aparato digestivo sin ser absorbida o almacenada en el cuerpo.

Los vegetales fibrosos y muchos granos y semillas poseen un alto contenido de fibra. Revisa un libro de nutrición y conocerás cuáles de estos alimentos son los recomendados por la mayoría de los médicos.

Un elevado contenido de fibra es un una importante pista en una dieta baja en grasa.

Perder peso,

yo...

Invertiría en una buena balanza

*Balanzas justas, pesas justas
y medidas justas tendréis.*

Levítico 19:36

En Hamlet, una de las obras de Shakespeare, escuchamos la siguiente declaración: "Sé honesto contigo mismo". Y cuando hablamos de un plan para perder peso, esta verdad no deja de ser menos cierta. Elimina el estar adivinando y esa familiar excusa que dice: "La balanza marca más de lo debido". Deja atrás todo falso sentir de negación y enfrenta la realidad. Habla la verdad contigo mismo. Habla la verdad sobre tu peso verdadero, y las potenciales consecuencias en contra de tu salud y bienestar.

Esto no significa que debes golpearte a ti mismo y considerarte como un ser despreciable. Lo que significa es que necesitas enfrentar la verdad, aceptarla como verdad que es, y entonces actúa sobre la base de esa verdad de una forma positiva. La honestidad respecto a tu peso es siempre la mejor política.

La actitud de negación pesa demasiado;
y no sólo sobre la mente.

Perder peso,

yo...

Consideraría
todo
el panorama

*No hay nada que pueda impedir
que un hombre con una actitud
correcta cumpla su cometido; pero
nada en esta tierra puede ayudar al
hombre que tiene una actitud
mental incorrecta.*

Thomas Jefferson

Un estudio reciente encontró que más individuos se mantienen firmes en su nuevo peso de lo que previamente se había creído. La razón principal para este éxito fueron los cambios logrados en hábitos alimenticios y en los hábitos de hacer ejercicios. Hábitos nuevos y saludables habían reemplazado a los antiguos que habían sido la causa del aumento de peso en exceso. Procura siempre escoger un plan de pérdida de peso con todo el panorama en mente, escoge un plan que te ayude a desarrollar aquellos hábitos que te permitan continuar comiendo de forma saludable y nutritiva de aquí a tres, seis y hasta diez años.

Un enfoque a largo plazo te puede ayudar también a vencer el desánimo a causa de que se detiene la pérdida de peso durante un corto plazo, y quitar el sentimiento de privación. Mantén una perspectiva a largo alcance, y muy pronto se convertirá en un aspecto intrínseco de tu forma de pensar.

Para lograr el éxito cada día, mantén
una perspectiva que esté orientada hacia el futuro.

Perder peso,

yo...

Aprendería a apreciar cómo Dios me creó

Te alabaré; porque formidables, maravillosas son tus obras; estoy maravillado, y mi alma lo sabe muy bien.

Salmo 139:14

Desde las carteleras y los comerciales de televisión, hasta las fotos de famosas modelos en las revistas, somos constantemente bombardeados con imágenes del ideal moderno sobre lo que es la belleza. Si tales imágenes se convierten en tu meta, muy probablemente tu plan para perder peso se derrumbará.

No procures ser como otra persona o vivir de acuerdo con la idea que tiene otra persona sobre cómo debes lucir. Comienza a apreciar el cuerpo que el Creador te dio. En cada aspecto, eres un individuo único, con características espirituales, mentales y físicas que no tienen precio. Ante los ojos de Dios, eres hermoso y amado, independiente de cuánto pesas.

Eres una preciada obra de arte creada por Dios porque eres único, y fuiste creado a imagen del más hermoso y supremo Ser —nuestro Dios.

Perder peso,

yo...

Me pondría
en contacto
con mi cuerpo

Conócete a ti mismo.

Sócrates

Aprende a distinguir entre la verdadera hambre física y otras que a menudo se disfrazan como hambre. El hambre verdadera se origina en un estómago vacío y viene acompañada por la falta de energía y la inhabilidad de poder concentrarse. Las señales que a veces confundimos con el hambre son: aburrimiento; la necesidad de un descanso, de estirarnos o de hacer ejercicios; tensión; y la necesidad de estar cómodos.

Cuando pienses que necesitas comida, pregúntate si tienes verdadera hambre física o si en realidad lo que necesitas es otra cosa; quizás necesitas conversar con un amigo, salir a caminar o dedicar un tiempo a divertirte. Y no tengas temor de sentir hambre. Experiméntalo. Entonces estarás seguro de poder reconocer las señales de hambre de tu propio cuerpo.

No uses la comida como un medio para atacar el aburrimiento o como una recompensa.

Perder peso,

yo...

Usaría sustitutos para la grasa y el azúcar cuando esté cocinando u horneando

Aunque a veces parece que ninguna recomendación nutricional es válida por más de varios meses, la necesidad de reducir de forma significativa el consumo total de grasas es un mensaje constante por parte de los expertos.

Julee Rosso
Great Good Food

Por dicha, la privación y el sacrificio son palabras del pasado. Las palabras de hoy día son sustitución y modificación. No tienes por qué sacrificar el sabor para comer saludable. Intenta reducir a la mitad la cantidad de azúcar en la mayoría de las recetas de los postres regulares. En vez de ponerle mantequilla a los vegetales, añádeles sabor usando condimentos, hierbas y vinagres de diferentes sabores. Sustituye la carne molida de res por carne molida de pavo. Usa mostaza regular en vez de mayonesa. El polvo de cacao que es bajo en calorías puede ser sustituido por el chocolate. Sustituye la crema agria por yogur bajo en grasa; usa leche desnatada. Cuando hagas puré de patatas, usa cubitos de pollo en vez de mantequilla.

La lista de sustituciones saludables es interminable. Puedes encontrar en libros o en Internet una abundante lista de recursos para cocinar y hornear, usando un bajo contenido de grasas —¡comienza a experimentar!

La pérdida de peso requiere cambios permanentes en los hábitos alimenticios y de cocinar.

Perder peso,

yo...

Reservaría algunos alimentos para las celebraciones

*Y traed el becerro gordo y
matadlo, y comamos y
hagamos fiesta.*

Lucas 15:23

No te unas al lamento: "Nunca jamás podré comer los alimentos que disfruto". Esta declaración simplemente no es cierta. Más cierta que esta, es la declaración que dice: "Necesito comer menos veces aquellos alimentos que disfruto y en porciones menores". Reserva algunas de tus recetas favoritas para esas ocasiones cuando se celebra algo especial. Otros alimentos podrían estar incluidos ya en tu plan de comida una vez por mes. Aun podrías disfrutar otros en menor escala. Por ejemplo, en vez de dar rienda suelta a tu deseo en la forma de un suculento helado con crema, frutas, almíbar, y nueces escoge disfrutar una simple porción de helado.

La privación total puede ser desmoralizante y nunca ha sido un requisito para la pérdida de peso o el control y administración del peso. Disciplínate en cuanto a la cantidad y frecuencia que son requeridos.

La disciplina te permite evitar la privación total.

Si en realidad quisiera

Perder peso,

yo...

Comería junto a otros y pasaría más tiempo hablando que masticando

Delicioso. ¿No es una palabra atractiva? Resume tantos recuerdos alegres, no sólo de comidas, sino de personas y lugares.

Graham Kerr
Minimax Cookbook

El consejo de mamá de guardar silencio durante la cena pudo haber sido necesario cuando eras niño, pero ahora que eres un adulto probablemente encontrarás que es mucho más provechoso comer menos y hablar más. Si la boca está ocupada y sosteniendo una conversación entre dos, la comida que está en el plato llegará con dificultad al paladar.

Durante la conversación, haz una pausa periódicamente con el fin de evaluar si estás verdaderamente satisfecho. Come lo suficiente para mitigar la verdadera hambre, y entonces empuja a un lado el plato y concéntrate solamente en la persona que está sentada al otro lado de la mesa. La buena conversación es muy satisfactoria, ¡y no contiene calorías!

Convierte tus comidas en una experiencia
conversacional que puedas recordar con cariño.

Si en realidad quisiera

Perder peso,

yo...

Cultivaría
un huerto en
el jardín

*Cuidar un huerto de vegetales
es para el niño aventurero
e imaginativo que hay en cada uno
de nosotros. Nunca es aburrido.*

Suzanne Frutig Bales
American Gardening Series

Cultivar un huerto provee dos grandes recompensas para tu plan de pérdida de peso. Primero, sacar la hierba mala, usar el azadón, trabajar con la pala, labrar la tierra y podar, todo eso requiere un gran gasto de energías. Representan una forma productiva de hacer ejercicio. Segundo, es muy probable que consumas los vegetales y las frutas si las mismas proceden de tu propio huerto, jardín o viña.

Un huerto puede llegar a convertirse en un recurso estable de alimentos frescos que tienen mucho más que ofrecer en materia de sabor y nutrición. Un tomate maduro tomado

del huerto, por ejemplo, ¡provee mucho más satisfacción al paladar que un tomate enlatado o verde que ha sido comprado en el mercado! ¡Los huertos pueden llegar a convertirse en un buen recurso de hierbas frescas, y un jardín de flores puede llegar a convertirse en un recurso de recompensas no alimenticias!

Un huerto alimenta ambos, el cuerpo y el alma.

Perder peso,

yo...

Sacaría el perro a caminar

*Pero pensando, y estando
de acuerdo con el equitativo
cielo, su fiel perro
le haría compañía.*

Alexander Pope

Durante las mañanas frías y las tardes calurosas, por lo general la inclinación es hacia permanecer entre cuatro paredes y estar cómodo. Pero existe un miembro de la familia que no puede darse el lujo de escoger: el perro de la familia. Aprovecha las necesidades de tu mascota para salir fuera de la casa como tu excusa para ejercitarte. Y si no tienes un perro con quien salir a caminar, considera pedirle al vecino que te preste el suyo.

Un perro puede hacer que la experiencia de caminar, trotar o correr sea divertida, y en muchos casos, un perro puede proveer cierta medida de seguridad mientras haces ejercicios. Compartir de esta manera con el mejor amigo del hombre podría añadir una nueva dimensión a tu plan de pérdida de peso.

Llevar a pasear a tu perro podría dar
un nuevo vigor a tu vida.

Perder peso,

yo...

Aceptaría el hecho de que Dios me ama desde adentro hacia afuera

*Mirad cuál amor nos
ha dado el Padre, para que
seamos llamados
hijos de Dios.*

1 Juan 3:1

Dios no creó un tipo de cuerpo perfecto. Él creó diferentes tamaños y estructuras, narices y frentes, y de cada cual dijo que era "bueno". Aunque el deseo de Dios es que estés saludable y en buen estado físico para que puedas cumplir con tu propósito y potencial en la vida, Él no tiene requerimientos especiales para la perfección física, la salud física o la belleza física. Él nos acepta tal y como somos.

Perder peso te permite poder respirar con mayor facilidad, aumenta la agilidad, y generalmente hablando, te hace sentir mejor en cuanto a tu apariencia, pero esto no cambiará el tipo de cuerpo que tienes, tu estructura facial básica o la estructura de tus huesos. Acéptate tal y como Dios te creó, y descansa en el hecho de que el amor de Dios es profundo y no cambia.

El mejor arreglo que puedes procurar en tu persona es ser transformado a la imagen espiritual de Dios.

Perder peso,

yo...

¡Comenzaría hoy!

*No hay en este mundo una
fuerza semejante a la de un
hombre dispuesto
a levantarse.*

W. E. B. Du Bois

El primero de enero es una fecha en la que muchas personas parecen creer que verdaderamente todas las cosas son posibles, aun el cumplir con las resoluciones que fueron hechas el año pasado, y que dejaron de cumplirse al llegar el primer día de febrero. Sin embargo, el mejor momento para cambiar tu vida no es el primer día de un nuevo año, sino hoy —el primer día del resto de tu vida.

El sueño de perder peso nunca será realizado hasta que comiences. Desarrolla un plan. Establece metas. Y entonces trabaja sobre el plan que has trazado. La paciencia y el trabajo arduo son requisitos para lograr el cumplimiento de cualquier plan digno del esfuerzo.

¡TÚ PUEDES HACERLO!

Y si no es ahora, ¿cuándo?